IL PROIBIZIONISMO DELLA CANNABIS

Sfide, Politiche e Prospettive

Di Manuel Aloe

INDICE

INTRODUZIONE

Il proibizionismo della cannabis è un tema che suscita dibattiti accesi e controversie in tutto il mondo. Questo libro si propone di esplorare in profondità il proibizionismo della cannabis, un fenomeno che ha avuto un impatto significativo sulla società, la cultura e la politica per decenni.

Il proibizionismo della cannabis si riferisce alle leggi e alle politiche governative che vietano o limitano severamente l'uso, la coltivazione, la vendita e il possesso della cannabis, comunemente conosciuta come marijuana (chiamata colloquialmente erba o anche gangia). Queste politiche variano da paese a paese e da stato a stato, ma in generale, il proibizionismo ha reso illegale l'uso di questa pianta in molte parti del mondo.

Questo libro esplorerà le radici storiche del proibizionismo della cannabis, analizzando come e quando la cannabis è diventata illegale in diverse nazioni. Esamineremo anche gli effetti del proibizionismo sulla società, sulla criminalità, sull'economia e sulla salute pubblica. Saranno presenti argomenti a favore e contro il proibizionismo, offrendo una visione completa delle diverse posizioni in merito.

Inoltre, esamineremo come alcuni paesi e stati stanno cercando alternative al proibizionismo attraverso la legalizzazione e la regolamentazione della cannabis per scopi medici e ricreativi. Concluderemo esaminando le implicazioni di tali politiche e fornendo raccomandazioni basate sulle evidenze emerse dalle ricerche.

In questo libro, cercheremo di fornire una panoramica completa e imparziale del proibizionismo della cannabis, con l'obiettivo di informare i lettori e consentire loro di formare le proprie opinioni basate su dati e informazioni affidabili.

Panoramica

Origini Storiche:

Il proibizionismo della cannabis ha radici storiche complesse. In passato, la cannabis era ampiamente utilizzata per scopi medici e ricreativi in molte culture. La sua criminalizzazione è stata influenzata da motivazioni politiche, economiche e culturali.

Effetti sulla salute:

Una delle principali questioni riguarda gli effetti sulla salute dell'uso della cannabis. Si tratta di un dibattito che coinvolge i possibili benefici medicinali, ma anche i rischi per la salute, come il potenziale per la dipendenza nei giovani.

Criminalità e Sicurezza:

Il proibizionismo ha contribuito a creare un mercato illegale per la cannabis, portando alla criminalità organizzata e all'incarcerazione di molte persone per reati legati alla cannabis. La legalizzazione può avere un impatto significativo sulla riduzione della criminalità correlata alla cannabis.

Aspetti Economici:

La cannabis è un industria multimiliardaria. La legalizzazione e la regolamentazione della cannabis possono generare entrate fiscali significative per i governi e creare opportunità economiche attraverso la creazione di posti di lavoro nell'industria della cannabis.

Equità Sociale:

La questione dell'equità sociale è emersa in molte discussioni sulla legalizzazione. In molti casi, le comunità svantaggiate sono state colpite in modo sproporzionato dalle politiche di proibizione. La legalizzazione può cercare di affrontare tali disuguaglianze attraverso misure di equità sociale.

Norme di Regolamentazione:

La legalizzazione della cannabis comporta la necessità di stabilire regole di norme di regolamentazione, come l'età legale per l'uso, i limiti, di possesso, la vendita al dettaglio e la sicurezza dei prodotti.

Impatto sulla Cultura e la Società:

La cannabis ha una lunga storia culturale e sociale. La sua legalizzazione può influenzare la percezione della droga nella società e avere un impatto sulle norme sociali e culturali.

Esperienze Internazionali:

Diverse nazioni hanno adottato approcci diversi alla cannabis, dalla completa legalizzazione a politiche più restrittive. Le esperienze internazionali possono offrire lezioni importanti per la gestione delle politiche sulla cannabis.

Ricerca scientifica:

La ricerca scientifica sull'uso medicinale e ricreativo della cannabis è in continua evoluzione. È importante considerare le prove scientifiche nella formulazione delle politiche.

Opinioni Pubbliche e Legislazione:

Le opinioni pubbliche sulla cannabis variano notevolmente, e la legislazione spesso riflette queste opinioni. Le decisioni legislative possono avere un impatto significativo sulla vita delle persone e sulla società nel suo complesso.

Queste sono alcune delle principali questioni legate al proibizionismo della cannabis.

Il Proibizionismo della Cannabis

può esaminare ciascuna di queste questioni in dettaglio, offrendo una comprensione approfondita degli aspetti complessi e delle sfide legate a questo argomento.

CAPITOLO 1
Storia della Cannabis

La storia della cannabis è un affascinante viaggio attraverso il tempo e le culture umane. In questo capitolo, esamineremo le sue origine storiche, l'uso tradizionale in diverse culture e il momento in cui è diventata illegali in molte parti del mondo.

Origini Storiche della Cannabis

La cannabis, nota scientificamente come Cannabis sativa, è una pianta che ha una lunga storia di coltivazione da parte dell'umanità. Le sue origini esatte sono oggetto di dibattito tra gli studiosi, ma si ritiene che sia originaria dell'Asia centrale e meridionale, in particolare delle regioni che oggi includono l'India, il Pakistan e l'Afghanistan. La sua pianta è stata coltivata per migliaia di anni per una varietà di scopi.

Uso Tradizionale della Cannabis in Diverse Culture:

L'uso tradizionale della cannabis è stato ampio e diversificato nelle diverse culture del mondo.

Ecco alcune delle principali tradizioni:

1. Antica Cina

La cannabis è stata utilizzata in Cina fin dal 2737 a.C. secondo le antiche scritture. Era utilizzata per scopi medicinali, come analgesico e per migliorare la comunicazione con gli spiriti.

2. India

In India, la cannabis è stata storicamente utilizzata per scopi religiosi e medici. È associata a Shiva, una delle principali divinità dell'Induismo, e spesso viene consumata sotto forma di bhang o charas durante le celebrazioni religiose.

3. Medio Oriente:

Nelle regioni del Medio Oriente, la cannabis è stata coltivata e utilizzata per scopi medicinali e per la produzione di tessuti.

4. Africa:

In Africa, la cannabis è stata utilizzata tradizionalmente per scopi rituali, ma anche come rimedio per vari disturbi.

5. **Americhe:**

Le popolazioni indigene delle Americhe utilizzavano la cannabis in cerimonie religiose e per scopi medicinali molto prima dell'arrivo degli europei.

Divieto Internazionale della Cannabis

Il momento chiave nella storia della cannabis è stato il suo divieto a livello internazionale. Negli anni '30 e '40 del XX secolo, un movimento globale per il controllo delle droghe ha portato alla stigmatizzazione della Cannabis. Nel 1937, gli Stati Uniti approvarono il Marijuana Tax Act, il che di fatto la rese illegale. Questo divieto si diffuse poi in molte altre parti del mondo. Una pietra militare significativa fu la Convenzione unica sugli stupefacenti del 1961 delle

Nazioni Unite, che classificò la cannabis come una droga controllata, imponendo restrizioni globali sulla sua coltivazione, vendita e uso.

La legalità e la regolamentazione della cannabis variano notevolmente da

paese a paese e da stato a stato. Mentre alcuni paesi hanno optato per la completa legalizzazione e regolamentazione, altri mantengono politiche di proibizione rigorose. La storia della cannabis è complessa e sfaccettata, con radici antiche e implicazioni moderne significative, che saranno esplorate in dettaglio in questo fantastico libro!

CAPITOLO 2

Benefici Medicinali della Cannabis

La cannabis ha una lunga storia di utilizzo a scopi medicinali in varie parti del mondo. Questo capitolo esplorerà i possibili usi medicinali della cannabis, fornirà esempi di condizioni mediche trattate con la cannabis e discuterà le prove scientifiche e le ricerche sulle proprietà medicinali della pianta.

Possibili Usi Medicinali della Cannabis:

La cannabis contiene più di 100 composti chimici chiamati cannabinoidi, con il delta-9-tetraidrocannabinolo (THC) e il cannabidiolo (CBD) tra i più studiati. Questi cannabinoidi interagiscono con il sistema endocannabinoide del corpo, influenzando una serie di processi fisiologici. Di conseguenza, la cannabis ha il potenziale per trattare una vasta gamma di condizioni mediche, tra cui:

1. CONTROLLO DEL DOLORE

La cannabis è stata utilizzata per secoli per il controllo del dolore. Gli cannabinoidi possono agire come analgesici, aiutando a gestire il dolore cronico associato a condizioni come l'artrite, il cancro e le malattie neurologiche.

2. NAUSEA E VOMITO

La cannabis è stata efficace nel trattamento della nausea e del vomito causati da chemioterapia, radiazioni e altre terapie mediche.

3. DISTURBI DEL SONNO

Alcune persone trovano sollievo dai disturbi del sonno, come l'insonnia, attraverso l'uso della cannabis, specialmente ceppi con un alto contenuto di CBD.

4. SPASMI MUSCOLARI

La cannabis può aiutare a ridurre i spasmi muscolari, in particolare nei pazienti affetti da sclerosi multipla o altre malattie neuromuscolari.

5.APPETITO E CACHESSIA

La cannabis può stimolare l'appetito, un effetto noto come "munchies"; questo può essere utile per i pazienti che soffrono di cachessia (perdita di peso estrema) dovuta a malattie come l'HIV/AIDS o il cancro.

6. DISTURBI DELL'ANSIA E DELL'UMORE

Alcuni cannabinoidi, come il CBD, possono avere effetti ansiolitici e antidepressivi, offrendo un potenziale trattamento per i disturbi d'ansia e depressione.

ESEMPI DI CONDIZIONI TRATTATE CON CANNABIS

La cannabis viene utilizzata per trattare una varietà di condizioni mediche. Alcuni esempi includono:

1.Epilessia:

Il CBD è stato efficace nel trattamento di alcune forme di epilessia farmaco-resistente, come la sindrome di Dravet (forma di epilessia, associata a disturbi dello sviluppo neurologico, che insorge nel primo anno di vita nei lattanti senza antecedenti patologici personali, apparentemente normali al momento dell'insorgenza della crisi) e la sindrome di Lennox-Gastaut (forma di epilessia rara e grave che insorge durante l'infanzia, le cause possono essere diverse, la più comune delle quali è un danno celebrale, circa il 4%

dei casi di epilessia infantile riguarda la sindrome di Lennox-Gastaut).

2. Sclerosi Multipla:

La cannabis può aiutare a ridurre i sintomi della sclerosi multipla, compresi i spasmi muscolari e il dolore.

3.   Cancro:

La cannabis può alleviare il dolore, la nausea e aumentare l'appetito nei pazienti affetti da cancro sottoposti a chemioterapia o radioterapia.

4. Glaucoma:

La cannabis può abbassare la pressione intraoculare, il che può essere utile nel trattamento del glaucoma.

5. HIV/AIDS

La cannabis può aiutare i pazienti affetti da HIV/AIDS a gestire i sintomi, tra cui la perdita di peso e la nausea.

STUDI SCIENTIFICI E RICERCHE

Negli ultimi decenni, c'è stato un aumento significativo delle ricerche scientifiche sulla cannabis e i suoi effetti medicamentosi.

Molti studi hanno confermato il potenziale terapeutico della cannabis per numerose condizioni mediche. Ad esempio uno studio pubblicato nel *"Journal of the American Medical Association"* ha rivelato che il CBD può ridurre le crisi epilettiche nei pazienti con sindrome di Dravet; tuttavia, è importante notare che non tutti gli studi concordano sugli stessi benefici, e le ricerche sono in corso per comprendere appieno gli effetti della cannabis.

Inoltre, la cannabis è soggetta a normative e restrizioni legali che possono variare da paese a paese, rendendo complicato condurre ricerche in modo completo. In conclusione, la cannabis offre un ampio spettro di possibili benefici medicinali ed è stata utilizzata con successo per trattare una serie di condizioni. Tuttavia, è importante che i pazienti consultino un medico prima di utilizzare la cannabis a scopi medici e che le politiche sulla cannabis siano basate su prove scientifiche solide per garantire la sicurezza e l'efficacia.

CAPITOLO 3

Il Proibizionismo della Cannabis nel Mondo

Situazione del Proibizionismo della Cannabis in Vari Paesi

Il proibizionismo della cannabis è una questione che varia considerevolmente da paese a paese. Mentre alcuni paesi hanno adottato politiche di legalizzazione o decriminalizzazione, altri mantengono leggi rigorose contro l'uso, la coltivazione e la vendita della cannabis. Ecco una panoramica della situazione in vari paesi:

Stati Uniti:

Negli Stati Uniti, il quadro legale sulla cannabis è complesso e varia da stato a stato. Mentre alcuni stati hanno legalizzato l'uso ricreativo e/o medicinale della cannabis, la cannabis rimane illegale a livello federale.

Canada:

Il Canada ha legalizzato la cannabis a fini ricreativi nel 2018, diventando uno dei primi paesi a farlo a livello nazionale.

Uruguay:

L'Uruguay è stato il primo paese al mondo a legalizzare completamente la cannabis, inclusa la sua coltivazione, vendita e consumo.

Paesi Bassi:

Anche se i coffee shop olandesi sono famosi per la vendita di cannabis, la coltivazione e la fornitura di grandi quantità rimangono illegali.

Germania:

La Germania ha legalizzato l'uso medico della cannabis, ma il suo utilizzo a scopi ricreativi rimane illegale.

Giappone:

Il Giappone ha alcune delle leggi più severe contro la cannabis al mondo, con sanzioni pesanti per il possesso e l'uso.

Australia:

L'Australia ha legalizzato l'uso medico della cannabis in alcune giurisdizioni, ma le leggi variano da stato a stato.

Messico:

Il Messico ha legalizzato l'uso ricreativo della cannabis nel 2021, diventando il paese più grande al mondo a farlo fino a quel momento.

Politiche e Leggi Legate alla Cannabis in Tutto il Mondo

Le politiche e le leggi legate alla cannabis variano notevolmente in termini di severità e approccio. Le principali categorie di politiche includono:

Proibizione Totale:

In molti paesi, la cannabis è completamente vietata, con sanzioni severe per il possesso, la coltivazione o la vendita.

Decriminalizzazione:

Alcuni paesi hanno decriminalizzato il possesso di piccole quantità di cannabis, punendo gli infrattori con multe anziché con l'arresto.

Legalizzazione Medica:

In diversi paesi, la cannabis è legale solo a scopi medici, ma richiede una prescrizione medica.

Legalizzazione Ricreativa:

Alcuni paesi e stati hanno legalizzato completamente la cannabis a scopo ricreativo, permettendo la sua vendita e il suo consumo per scopi non medici.

Influenza del Proibizionismo sulla Società e la Cultura

Il proibizionismo della cannabis ha avuto un impatto significativo sulla società e sulla cultura in tutto il mondo. Alcune delle influenze più evidenti includono:

Criminalità:

Il proibizionismo ha contribuito a creare un mercato nero della cannabis, alimentando la criminalità organizzata e l'illegalità.

Incarcerazione:

Molte persone sono state incarcerate per reati legati alla cannabis, con effetti duraturi sulle loro vite e sul sistema carcerario.

Salute Pubblica:

Le politiche di proibizione possono rendere difficile il controllo della qualità e della sicurezza dei prodotti di cannabis, con implicazioni per la salute pubblica.

Economia Sotterranea:

Il proibizionismo impedisce la
raccolta di imposte sulla cannabis e
limita l'opportunità economica legata
all'industria della cannabis.

Cannabis Culture:

Nonostante le restrizioni, la cultura della cannabis è cresciuta in tutto il mondo, con eventi, festival e comunità dedicate alla pianta.

In sintesi, il proibizionismo della cannabis è un tema globale che influisce su una vasta gamma di aspetti sociali, culturali ed economici. Le politiche e le leggi sulla cannabis stanno cambiando rapidamente in molte parti del mondo, riflettendo una crescente accettazione della cannabis a scopi medici e ricreativi.

CAPITOLO 4

Argomenti a Favore e Contro il Proibizionismo della Cannabis

Il dibattito sulla legalizzazione della cannabis è complesso e coinvolge una serie di argomenti a favore e contro. Questo capitolo esplorerà le principali ragioni sostenute da entrambe le parti, cercando di fornire una visione equilibrata delle diverse posizioni.

Argomenti a Favore della Legalizzazione della Cannabis

Controllo e Regolamentazione:

La legalizzazione della cannabis permette al governo di controllare e regolamentare il suo uso, garantendo che i prodotti siano sicuri, etichettati accuratamente e che siano disponibili solo per adulti responsabili. Questo può ridurre i rischi associati all'uso di cannabis contaminata o adulterata.

Riduzione della Criminalità:

La legalizzazione può ridurre la criminalità legata alla cannabis, poiché il mercato nero viene sostituito da un mercato regolamentato. Ciò significa meno risorse dedicate alla persecuzione di reati minori legati alla cannabis.

Imposte e Ricavi Fiscali:

La vendita legale della cannabis può generare entrate fiscali significative per il governo, che possono essere utilizzate per finanziare servizi pubblici come l'istruzione e la sanità.

Creazione di Posti di Lavoro:

L'industria della cannabis legale crea una serie di posti di lavoro, dal coltivatore al venditore al dettaglio, contribuendo all'economia locale.

Accesso Medico:

La legalizzazione permette un maggiore accesso alla cannabis per scopi medicinali, offrendo un trattamento alternativo per pazienti con condizioni gravi che possono beneficiarne.

Riduzione dell'Incarcerazione:

La legalizzazione può contribuire a ridurre il sovraffollamento delle carceri e a evitare l'incarcerazione di individui per reati minori legati alla cannabis.

Argomenti Contro la Legalizzazione della Cannabis

Implicazioni per la Salute:

 Alcuni sostengono che l'uso di cannabis può avere effetti negativi sulla salute, inclusi rischi per la salute mentale, come l'aumento del rischio di psicosi o dipendenza.

Effetti sulle Giovani Generazioni:

 Gli oppositori della legalizzazione temono che essa possa normalizzare l'uso di cannabis tra i giovani e aumentare il suo accesso, con potenziali effetti negativi sul loro sviluppo.

Sicurezza Stradale:

L'uso di cannabis può influire sulla capacità di guida in modo simile all'alcol. La legalizzazione può portare a un aumento dell'uso di cannabis prima di guidare, con conseguenze per la sicurezza stradale.

Effetti Sociali:

Alcuni sostengono che la legalizzazione possa avere effetti negativi sulla coesione sociale, sulla produttività e sul benessere delle comunità.

Industria Commerciale:

C'è preoccupazione per il crescente interesse dell'industria della cannabis commerciale, che potrebbe promuovere un uso eccessivo e abuso per scopi di lucro.

Complessità della Regolamentazione:

La regolamentazione dell'industria della cannabis è complessa e richiede risorse significative per essere efficace.

Una Visione Equilibrata delle Diverse Posizioni

È importante riconoscere che il dibattito sulla legalizzazione della cannabis è sfaccettato e complesso, con validi punti di vista da entrambe le parti. La chiave per affrontare questa questione è la raccolta e l'analisi di dati empirici e scientifici che possano guidare le decisioni politiche.

Molti paesi e stati hanno adottato approcci diversi alla cannabis, spesso in risposta alle loro esigenze specifiche e alle opinioni della loro popolazione. Inoltre, alcune giurisdizioni hanno optato per la decriminalizzazione, che rappresenta un compromesso tra il proibizionismo completo e la legalizzazione completa.

In ultima analisi, il dibattito sulla legalizzazione della cannabis continua a evolversi, con progressi significativi in molte parti del mondo. La comprensione dei pro e dei contro di questa questione è fondamentale per la formulazione di politiche efficaci che tengano conto dei molteplici interessi coinvolti.

Capitolo 5

Effetti del Proibizionismo sulla Società

Il proibizionismo della cannabis ha avuto un impatto significativo sulla società in vari aspetti. Questo capitolo esplorerà gli effetti del proibizionismo sulla criminalità, le conseguenze sociali e le implicazioni economiche.

Mercato Nero e Criminalità Organizzata:

Uno degli effetti più evidenti del proibizionismo è stato la creazione di un mercato nero della cannabis. Poiché la cannabis è stata resa illegale, la sua produzione e vendita sono diventate operazioni lucrative per gruppi criminali. Questo ha alimentato la criminalità organizzata e ha portato a situazioni di violenza legate al controllo del territorio.

Incarcerazione:

Il proibizionismo ha portato a un numero significativo di arresti e incarcerazioni legate alla cannabis. Molti individui sono stati condannati per reati minori legati alla cannabis, con conseguenze a lungo termine per le loro vite e un aumento del sovraffollamento delle carceri.

Inefficienza delle Risorse di Polizia:

La persecuzione dei reati legati alla cannabis richiede risorse significative delle forze dell'ordine. Queste risorse potrebbero essere utilizzate in modo più efficace per affrontare reati più gravi o per prevenire la criminalità.

Conseguenze Sociali del Proibizionismo

Disuguaglianze Razziali:

Il proibizionismo ha colpito in modo sproporzionato le comunità marginalizzate e le minoranze etniche. Le statistiche dimostrano che le persone di colore sono state più spesso arrestate e incarcerate per reati legati alla cannabis rispetto ai loro coetanei bianchi, contribuendo alle disuguaglianze razziali nell'applicazione della legge.

Stigmatizzazione e Discriminazione:

Il proibizionismo ha contribuito a perpetuare il pregiudizio e la stigmatizzazione associati all'uso della cannabis. Le persone che usano la cannabis possono subire discriminazione sociale e avere difficoltà a trovare lavoro o a ottenere determinate opportunità.

Sicurezza Stradale:

L'uso di cannabis prima di guidare può aumentare il rischio di incidenti stradali. Il proibizionismo può rendere più difficile per le autorità promuovere la sicurezza stradale attraverso la regolamentazione e l'educazione.

Implicazioni Economiche del Proibizionismo

Mancato Guadagno Fiscale:

La vendita legale della cannabis può generare entrate fiscali significative per il governo. Il proibizionismo comporta un mancato guadagno fiscale che potrebbe essere utilizzato per finanziare servizi pubblici come l'istruzione e la sanità.

Economia Sotterranea:

Il proibizionismo alimenta l'economia sotterranea, con un mercato nero della cannabis che sfugge al controllo del governo. Questo comporta la perdita di reddito fiscale e limita l'opportunità economica legata all'industria della cannabis.

Creazione di Posti di Lavoro:

L'industria della cannabis legale crea una serie di posti di lavoro, dal coltivatore al venditore al dettaglio, contribuendo all'economia locale e nazionale.

Investimenti in Salute Pubblica:

Le entrate fiscali derivanti dalla cannabis possono essere investite in programmi di prevenzione e trattamento per le persone che fanno un uso problematico della cannabis, contribuendo così alla salute pubblica.

In conclusione, il proibizionismo della cannabis ha avuto un impatto profondo sulla società, con implicazioni che vanno dalla criminalità alla salute pubblica e all'economia. L'analisi di questi effetti è essenziale per valutare la validità delle politiche esistenti e per considerare opzioni alternative, come la legalizzazione e la regolamentazione, che potrebbero affrontare in modo più efficace le sfide legate alla cannabis.

Capitolo 6

La Legalizzazione e la Regolamentazione

La legalizzazione e la regolamentazione della cannabis rappresentano un approccio alternativo al proibizionismo, che cerca di affrontare in modo più pragmatico gli usi ricreativi e medicinali della pianta. In questo capitolo, esamineremo i modelli di legalizzazione e regolamentazione della cannabis, forniremo esempi di paesi o stati che li hanno adottati e discuteremo i risultati ottenuti da tali politiche.

Modelli di Legalizzazione e Regolamentazione della Cannabis

Ci sono due modelli principali di legalizzazione e regolamentazione della cannabis:

Legalizzazione a Scopo Ricreativo:

In base a questo modello, la cannabis è legalizzata per l'uso ricreativo e viene regolamentata in modo simile all'alcol. Ciò significa che è possibile acquistare, possedere e consumare cannabis legalmente, purché si rispettino le norme stabiliti dalle autorità.

Legalizzazione a Scopo Medico:

In questo modello, la cannabis è legalizzata solo a fini medici e richiede una prescrizione da parte di un medico autorizzato per l'uso. Questo approccio è più restrittivo rispetto alla legalizzazione a scopo ricreativo e limita l'accesso solo a pazienti con condizioni mediche specifiche.

Esempi di Paesi o Stati con Legalizzazione e Regolamentazione

Canada:

Il Canada è stato uno dei primi paesi al mondo a legalizzare completamente la cannabis a scopo ricreativo nel 2018. Il governo ha creato un sistema di regolamentazione che copre la coltivazione, la distribuzione e la vendita di cannabis.

Uruguay:

L'Uruguay è stato il primo paese al mondo a legalizzare completamente la cannabis nel 2013. Il governo uruguaiano ha istituito un sistema di vendita e distribuzione regolamentato e controllato dallo Stato.

Stati Uniti (alcuni stati)**:**

Negli Stati Uniti, vari stati hanno legalizzato la cannabis a scopo ricreativo, tra cui California, Colorado, Washington e molti altri. Ogni stato ha adottato regolamentazioni specifiche per il mercato della cannabis legale.

Germania:

La Germania ha legalizzato l'uso medico della cannabis nel 2017. I pazienti che soddisfano determinati requisiti possono ricevere una prescrizione medica per l'uso della cannabis.

Australia (alcuni stati):

In Australia, alcuni stati hanno legalizzato l'uso medico della cannabis, mentre altri lo stanno considerando. Le leggi variano da stato a stato.

Risultati della Legalizzazione e Regolamentazione

I risultati della legalizzazione e regolamentazione della cannabis sono variabili e dipendono da numerosi fattori, inclusi i dettagli specifici delle politiche adottate e le condizioni locali. Tuttavia, ci sono alcune tendenze comuni osservate nei paesi e negli stati che hanno legalizzato la cannabis:

Riduzione della Criminalità Legata alla Cannabis:

La legalizzazione può contribuire a ridurre la criminalità legata alla cannabis, poiché il mercato nero viene sostituito da un mercato regolamentato.

Aumento delle Entrate Fiscali:

La vendita legale della cannabis genera entrate fiscali significative per il governo, che possono essere utilizzate per finanziare servizi pubblici.

Creazione di Posti di Lavoro:

L'industria della cannabis legale crea una serie di posti di lavoro, contribuendo all'economia locale.

Accesso Medico Migliorato:

La legalizzazione a scopo medico può migliorare l'accesso dei pazienti ai prodotti a base di cannabis e ai trattamenti necessari.

Controllo della Qualità e della Sicurezza:

La regolamentazione permette il controllo della qualità e della sicurezza dei prodotti di cannabis, riducendo il rischio di consumo di sostanze adulterate o pericolose.

Tuttavia, è importante notare che ci sono anche sfide associate alla legalizzazione, tra cui il rischio di aumento dell'uso improprio o l'accesso dei giovani alla cannabis. Le politiche di legalizzazione e regolamentazione richiedono attenta progettazione e monitoraggio per affrontare tali sfide in modo efficace.

Capitolo 7

Il Proibizionismo della Cannabis in Italia

L'Italia, come molti altri paesi, ha affrontato sfide e controversie legate al proibizionismo della cannabis. Questo capitolo esaminerà la situazione specifica in Italia, esaminando le politiche passate e attuali, gli effetti sulla società e le prospettive future riguardo al proibizionismo della cannabis.

Storia del Proibizionismo della Cannabis in Italia

L'uso della cannabis in Italia ha una lunga storia che risale a secoli fa, quando veniva utilizzata per scopi medicinali, tessili e rituali. Tuttavia, il proibizionismo in Italia è stato introdotto nel 1930 sotto il regime fascista di Benito Mussolini, seguendo le convenzioni internazionali che vietavano l'uso e la vendita di cannabis.

Nel corso degli anni, le politiche sulla cannabis in Italia sono rimaste generalmente restrittive. L'uso personale di piccole quantità di cannabis è stato depenalizzato nel 1993, ma la coltivazione, la vendita e il possesso di quantità maggiori rimangono illegali.

Effetti del Proibizionismo della Cannabis in Italia

Criminalità e Traffico Illegale:

Il proibizionismo ha contribuito alla creazione di un mercato nero della cannabis in Italia, alimentando il traffico illegale e la criminalità associata. Questo ha portato a problemi di sicurezza pubblica e alla necessità di risorse significative per combattere la criminalità legata alla cannabis.

Sovraffollamento Carcerario:

L'applicazione delle leggi sulla cannabis ha contribuito al sovraffollamento carcerario in Italia. Molti individui sono stati incarcerati per reati legati alla cannabis, anche se spesso si trattava di reati minori.

Sfide Sanitarie:

L'uso improprio della cannabis può comportare rischi per la salute, inclusi problemi di dipendenza e potenziali effetti negativi sulla salute mentale. Tuttavia, a causa del proibizionismo, l'accesso a informazioni accurate e trattamenti appropriati può essere limitato.

Economia Sommersa:

Il mercato illegale della cannabis sfugge al controllo del governo, comportando un mancato guadagno fiscale e la perdita di potenziali entrate che potrebbero essere utilizzate per servizi pubblici.

La Situazione Attuale e le Prospettive Future

Negli ultimi anni, l'Italia ha iniziato a considerare in modo più approfondito le politiche sulla cannabis. Nel 2013, la Corte Costituzionale italiana ha decriminalizzato il possesso personale di piccole quantità di cannabis, sostenendo che non costituiva un reato.

Tuttavia, l'Italia deve ancora affrontare questioni fondamentali legate alla cannabis, come la sua regolamentazione, la sicurezza pubblica e la salute. Alcuni politici e attivisti stanno spingendo per una maggiore apertura alle politiche di legalizzazione o regolamentazione, mentre altri rimangono favorevoli a mantenere il proibizionismo.

Le prospettive future del proibizionismo della cannabis in Italia sono complesse e influenzate da fattori come la pressione internazionale, la percezione pubblica e l'evoluzione delle conoscenze scientifiche. La decisione su come affrontare questa questione importante avrà un impatto significativo sulla società italiana e richiederà un approccio ponderato e basato su dati empirici.

Capitolo 8

I Benefici della Legalizzazione della Cannabis in Italia

La legalizzazione della cannabis è un argomento controverso ma importante che ha guadagnato terreno in molte parti del mondo. Questo capitolo esplorerà dettagliatamente i benefici potenziali della legalizzazione della cannabis in Italia, concentrandosi su aspetti come la salute pubblica, l'economia, la giustizia sociale e il controllo del mercato.

1. Salute Pubblica e Sicurezza

La legalizzazione della cannabis può comportare una serie di vantaggi per la salute pubblica in Italia:

a. Controllo della Qualità e della Sicurezza:

Una delle principali sfide dell'uso di cannabis è la mancanza di controllo sulla qualità e sulla sicurezza dei prodotti. Con la legalizzazione, le autorità possono regolamentare e controllare la produzione e la distribuzione, garantendo che i prodotti siano sicuri e privi di contaminanti nocivi.

b. Prevenzione dell'Uso Improprio:

La legalizzazione può fornire un quadro per la prevenzione dell'uso improprio di cannabis attraverso l'educazione e la sensibilizzazione pubblica. Questi programmi possono informare i consumatori sui rischi associati all'uso e promuovere un uso responsabile.

c. Ricerca e Sviluppo Terapeutico:

La legalizzazione può agevolare la ricerca scientifica sulla cannabis e i suoi possibili benefici terapeutici. Questa ricerca potrebbe portare a nuove scoperte nella gestione di condizioni mediche e nell'uso di cannabinoidi a fini terapeutici.

2. Impatto Economico

La legalizzazione della cannabis può avere significativi impatti economici in Italia:

a. Entrate Fiscali:
La vendita legalizzata della cannabis genera entrate fiscali che possono essere utilizzate per finanziare servizi pubblici essenziali, tra cui l'istruzione e la sanità. Queste entrate possono contribuire a migliorare la qualità della vita dei cittadini.

b. Creazione di Posti di Lavoro:

L'industria della cannabis legale può creare una serie di posti di lavoro, dall'agricoltura alla distribuzione e al settore dei servizi. Ciò può contribuire a ridurre la disoccupazione e stimolare l'economia locale e nazionale.

c. Riduzione dell'Economia Sotterranea:

La legalizzazione può portare a una riduzione del mercato nero della cannabis, con conseguente riduzione dell'economia sotterranea e del crimine organizzato associato.

3. Giustizia Sociale ed Equità

La legalizzazione della cannabis può avere un impatto positivo sulla giustizia sociale e sull'equità:

a. **Riduzione delle Disuguaglianze Razziali:**

In molti paesi, compresa l'Italia, le leggi sulla cannabis sono state applicate in modo sproporzionato alle comunità di colore. La legalizzazione può contribuire a ridurre le disuguaglianze razziali nell'applicazione della legge.

b. Riduzione dell'Incarcerazione per Reati Minori:

La legalizzazione può ridurre il sovraffollamento carcerario causato da arresti e incarcerazioni per reati minori legati alla cannabis. Questo può liberare risorse del sistema giudiziario per affrontare reati più gravi.

c. Trattamento:

Le entrate fiscali generate dalla cannabis possono essere utilizzate per programmi di prevenzione e trattamento per coloro che fanno un uso problematico della cannabis, contribuendo così alla salute pubblica e alla riabilitazione.

4. Controllo del Mercato e della Qualità

La legalizzazione permette alle autorità di esercitare un controllo adeguato sul mercato della cannabis:

a. Etichettatura e Informazioni:

I prodotti di cannabis legalizzata possono essere etichettati con informazioni chiare sulla potenza e sugli effetti. Ciò permette ai consumatori di fare scelte informate.

b. Controllo dell'Età:

Con la legalizzazione, è possibile stabilire un'età legale per l'acquisto e l'uso di cannabis, simile a quanto accade per l'alcol. Ciò aiuta a prevenire l'accesso dei giovani alla cannabis.

c. Riduzione della Criminalità Organizzata:

La legalizzazione può ridurre l'influenza della criminalità organizzata nel mercato della cannabis, poiché la produzione e la vendita legali concorrono con il mercato nero.

In sintesi, la legalizzazione della cannabis in Italia potrebbe comportare una serie di benefici significativi, tra cui il controllo della qualità e della sicurezza, il contributo all'economia, la riduzione delle disuguaglianze razziali, e il controllo del mercato. Tuttavia, è importante considerare attentamente le sfide e le opportunità associate a questa politica e adottare misure per mitigare i rischi potenziali, come la prevenzione dell'uso improprio e la sensibilizzazione pubblica.

Capitolo 9

Posti di Lavoro in Europa, con un Focus sull'Italia

L'occupazione è una delle questioni più cruciali per qualsiasi paese, e l'Europa, con la sua diversità di economie e culture, offre un quadro ricco di sfide e opportunità per il mercato del lavoro. In questo capitolo, esploreremo il panorama dell'occupazione in Europa, con uno sguardo particolare all'Italia. Analizzeremo le tendenze occupazionali, i settori in crescita, i problemi di disoccupazione e sottoccupazione, e le politiche

adottate per affrontare questi
problemi.

Tendenze Occupazionali in Europa

L'Europa è caratterizzata da un mercato del lavoro altamente eterogeneo. Alcuni paesi, come la Germania e i Paesi Bassi, godono di tassi di disoccupazione relativamente bassi, mentre altri, come la Grecia e l'Italia, hanno lottato con tassi di disoccupazione più elevati, specialmente tra i giovani.

Crescita dell'Occupazione:

Prima della pandemia di COVID-19, molti paesi europei avevano assistito a una crescita costante dell'occupazione. Settori come la tecnologia, i servizi finanziari e il turismo avevano contribuito a creare posti di lavoro.

Tendenze Demografiche:

L'invecchiamento della popolazione in Europa sta portando a una crescente domanda di servizi sanitari e di assistenza. Ciò ha aperto opportunità occupazionali nei settori della sanità e dell'assistenza sociale.

Tecnologia e Automazione:

Allo stesso tempo, la tecnologia e l'automazione stanno cambiando il panorama lavorativo. Se da un lato possono eliminare alcuni posti di lavoro, dall'altro ne creano di nuovi nel settore delle tecnologie dell'informazione, dell'ingegneria e dell'automazione stessa.

Il Mercato del Lavoro in Italia

L'Italia ha una storia economica complessa e una disoccupazione che ha oscillato nel corso degli anni. Alcuni fattori chiave del mercato del lavoro italiano includono:

Settori Chiave:

L'Italia è rinomata per la sua industria manifatturiera, che comprende moda, design, automobili e macchinari. Questi settori continuano a fornire un gran numero di posti di lavoro qualificati.

Settore del Turismo:

L'Italia è una delle destinazioni turistiche più visitate al mondo. L'industria turistica è un importante motore economico, offrendo posti di lavoro nei settori dell'ospitalità, della ristorazione e dei servizi correlati.

Disoccupazione Giovanile:

Uno dei problemi persistenti dell'Italia è la disoccupazione giovanile, che spesso supera il 30%. Questo rappresenta una sfida significativa per il paese.

Economia Sommersa:

L'economia sommersa è un fenomeno diffuso in Italia e può influire negativamente sulla contabilizzazione precisa dei posti di lavoro e sul gettito fiscale.

Politiche per l'Occupazione in Europa e in Italia

Sia a livello europeo che nazionale, sono state adottate politiche per promuovere l'occupazione e affrontare i problemi di disoccupazione. Queste politiche comprendono:

Programmi di Formazione:

L'istruzione e la formazione professionale sono fondamentali per garantire che i lavoratori siano preparati per i posti di lavoro del futuro.

Incentivi per l'Assunzione:

Molti paesi europei offrono incentivi fiscali alle imprese che assumono nuovi dipendenti, in particolare giovani o disoccupati di lunga durata.

Riforme del Mercato del Lavoro:

Alcuni paesi, tra cui l'Italia, hanno intrapreso riforme del mercato del lavoro per rendere l'assunzione e il licenziamento più flessibili, con l'obiettivo di stimolare l'occupazione.

Sostegno all'Imprenditoria:

L'Europa promuove l'imprenditoria attraverso finanziamenti e programmi di supporto per avviare nuove imprese.

Riduzione della Disoccupazione Giovanile:

In molti paesi europei, sono stati introdotti programmi specifici per affrontare la disoccupazione giovanile attraverso l'istruzione, la formazione e l'orientamento professionale.

Sfide Future e Prospettive

Il futuro dell'occupazione in Europa e in Italia sarà influenzato da fattori come l'evoluzione tecnologica, la demografia e le sfide economiche globali. La pandemia di COVID-19 ha avuto un impatto significativo sul mercato del lavoro, ma ha anche accelerato alcune tendenze, come il lavoro da remoto.

La promozione di un mercato del lavoro resiliente e adattabile sarà cruciale per affrontare queste sfide. Ciò richiederà investimenti in formazione, innovazione e politiche flessibili per garantire che l'Europa e l'Italia possano sfruttare appieno le opportunità occupazionali che il futuro offre.

Capitolo 10
Conclusioni e Raccomandazioni

Riassunto delle Principali Argomentazioni del Libro

In questo libro abbiamo esaminato a fondo il proibizionismo della cannabis, esplorando la sua storia, gli effetti sulla società e la cultura, e i modelli di legalizzazione e regolamentazione. Abbiamo presentato argomenti a favore e contro il proibizionismo, cercando di fornire una visione equilibrata delle diverse posizioni.

Abbiamo analizzato gli effetti del proibizionismo sulla criminalità, le conseguenze sociali e le implicazioni economiche. Abbiamo esaminato le politiche di legalizzazione e regolamentazione della cannabis in vari paesi e stati, discutendo i risultati ottenuti da tali politiche.

Opinioni Personali sulla Questioni

Come un modello di intelligenza artificiale, non ho opinioni personali. Tuttavia, posso concludere che la questione della legalizzazione della cannabis è complessa e multidimensionale. Le politiche in materia di cannabis variano notevolmente da paese a paese e da stato a stato, e le decisioni vengono spesso prese sulla base delle esigenze specifiche e delle opinioni della popolazione locale.

È importante riconoscere che la cannabis è una sostanza psicoattiva che può comportare rischi per la salute, in particolare quando viene abusata o utilizzata in modo improprio. Allo stesso tempo, è chiaro che il proibizionismo ha avuto effetti negativi sulla società, tra cui la criminalità legata alla cannabis, l'incarcerazione e la discriminazione.

Raccomandazioni Basate sulle Conclusioni

Sulla base delle argomentazioni e delle informazioni presentate in questo libro, posso avanzare alcune raccomandazioni:

Ricerca e Monitoraggio:

È importante continuare a condurre ricerche scientifiche per comprendere appieno gli effetti della cannabis sulla salute e sulla società. Queste ricerche dovrebbero guidare le decisioni politiche e aiutare a sviluppare politiche di regolamentazione efficaci.

Regolamentazione Adeguata:

Se un paese o uno stato decide di legalizzare la cannabis, è essenziale stabilire un sistema di regolamentazione adeguato che garantisca la qualità e la sicurezza dei prodotti, oltre a promuovere l'uso responsabile.

Prevenzione e Trattamento:

Le politiche di legalizzazione dovrebbero includere programmi di prevenzione dell'uso improprio e di trattamento per le persone che sviluppano problemi legati alla cannabis. È importante prevenire l'abuso e offrire supporto a coloro che ne hanno bisogno.

Sensibilizzazione e Educazione:

Le campagne di sensibilizzazione e di educazione pubblica sono fondamentali per informare la popolazione sui rischi associati all'uso della cannabis e per promuovere un uso responsabile.

Equità e Giustizia Sociale:

Le politiche di legalizzazione dovrebbero affrontare le disuguaglianze razziali e sociali associate al proibizionismo, cercando di ridurne l'impatto e di promuovere l'equità.

In conclusione, la questione della legalizzazione della cannabis è complessa e richiede un approccio basato su dati empirici e una considerazione attenta degli interessi coinvolti. Le politiche devono essere progettate in modo da affrontare sia i benefici potenziali che i rischi associati all'uso della cannabis, promuovendo al contempo la sicurezza e il benessere della società.

RINGRAZIAMENTI

"Grazie di cuore, Sara, per il tuo impegno e la tua dedizione. Il tuo contributo è stato fondamentale e ha reso possibile ciò che sembrava impossibile. Il mondo è un posto migliore grazie a persone come te. Continua a brillare!"

"Al Movimento Meglio Legale, vogliamo esprimere la nostra gratitudine per il vostro straordinario lavoro nel campo legale. La vostra competenza e professionalità sono un faro di speranza per chi cerca giustizia. Grazie per difendere i diritti e per essere un punto di riferimento affidabile."

"CannabisForFuture, siete un'ispirazione per tutti coloro che lottano per una causa. Grazie per il vostro impegno instancabile nell'educare e nell'informare sulla cannabis. Il vostro lavoro sta facendo la differenza e sta plasmando un futuro migliore."

Ringrazio anche Riccardo Magi, deputato della Repubblica Italiana e segretario del Partito "+Europa", e Antonella Soldo, esperta di politiche sugli stupefacenti, coordinatrice dell'Associazione "Meglio Legale" e membro del Consiglio generale della "ALC Associazione Luca Coscioni" .

Note dell'Autore

"Se due persone fumano sotto il cartello 'divieto di fumare', gli fai la multa.

Se venti persone fumano sotto il cartello 'divieto di fumare', chiedi loro di spostarsi,

Se duecento persone fumano sotto il cartello 'divieto di fumare', togli il cartello."

"Se si proibisse il praticare la virtù, ciò diminuirebbe forse quella ripugnanza che certe persone hanno per essa."

-cit.

Ti ringrazio per aver letto il mio libro!

Se le informazioni presentate ti hanno offerto una nuova prospettiva, allora il nostro viaggio insieme è stato un successo!

Ti sarei molto grato se potessi dedicare un minuto per lasciare una breve recensione su Amazon.

Grazie di cuore!

Manuel Aloe